Docteur Paul VIGIER

Ex-Interne des Hôpitaux de Clermont-Ferrand
Lauréat de l'École de Médecine

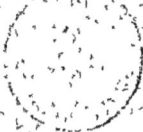

Contribution à l'Étude

du

Spina Bifida Occulta

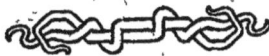

TOULOUSE

Ch. DIRION, LIBRAIRE-ÉDITEUR

22, rue de Metz et rue des Marchands, 33

1911

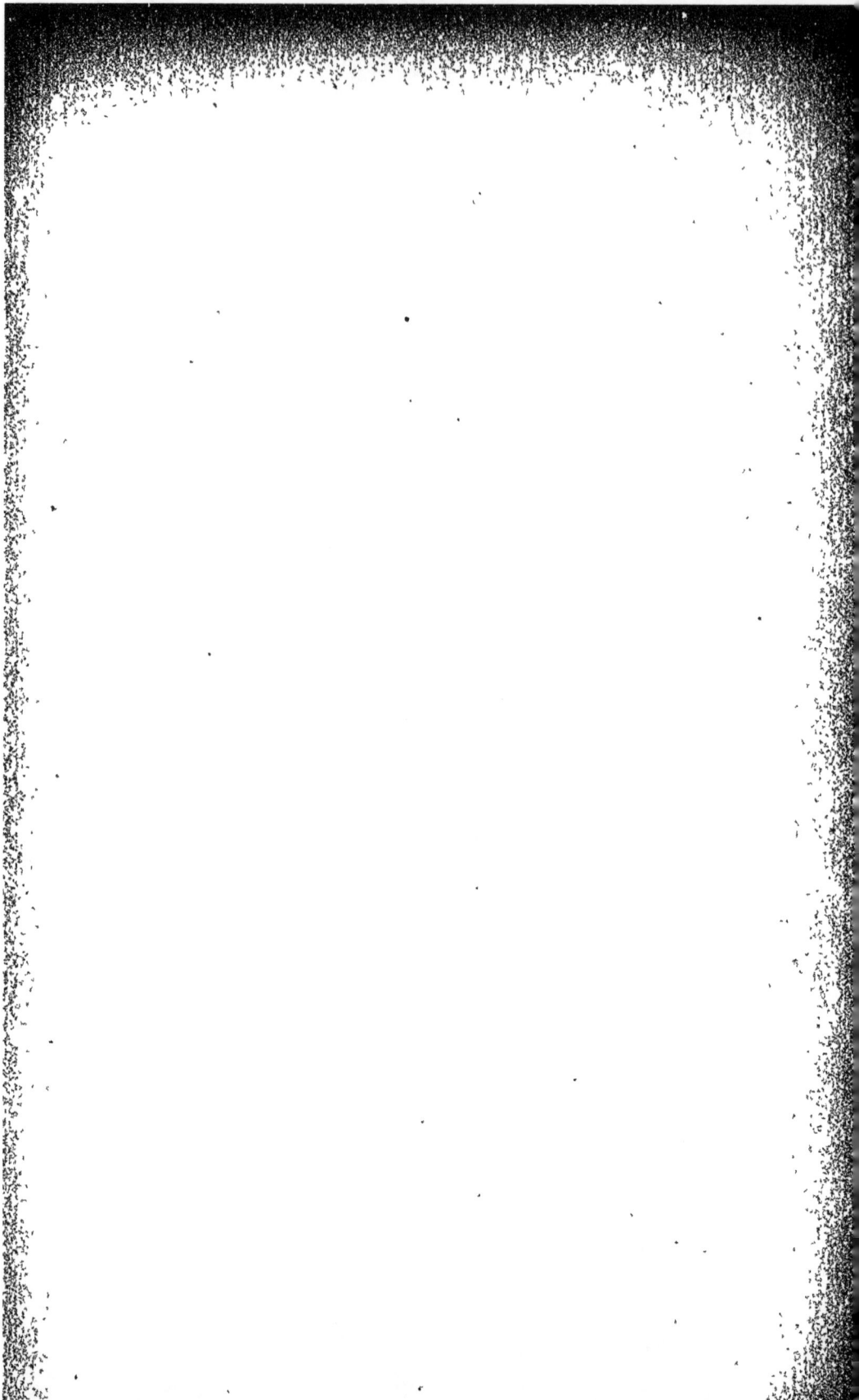

Docteur Paul VIGIER

Ex-Interne des Hôpitaux de Clermont-Ferrand
Lauréat de l'École de Médecine

Contribution à l'Étude

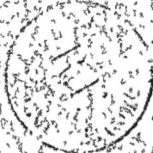

du

Spina Bifida Occulta

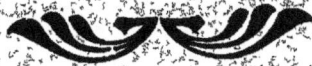

TOULOUSE

Ch. DIRION, LIBRAIRE-ÉDITEUR

22, rue de Metz et rue des Marchands, 33

1910

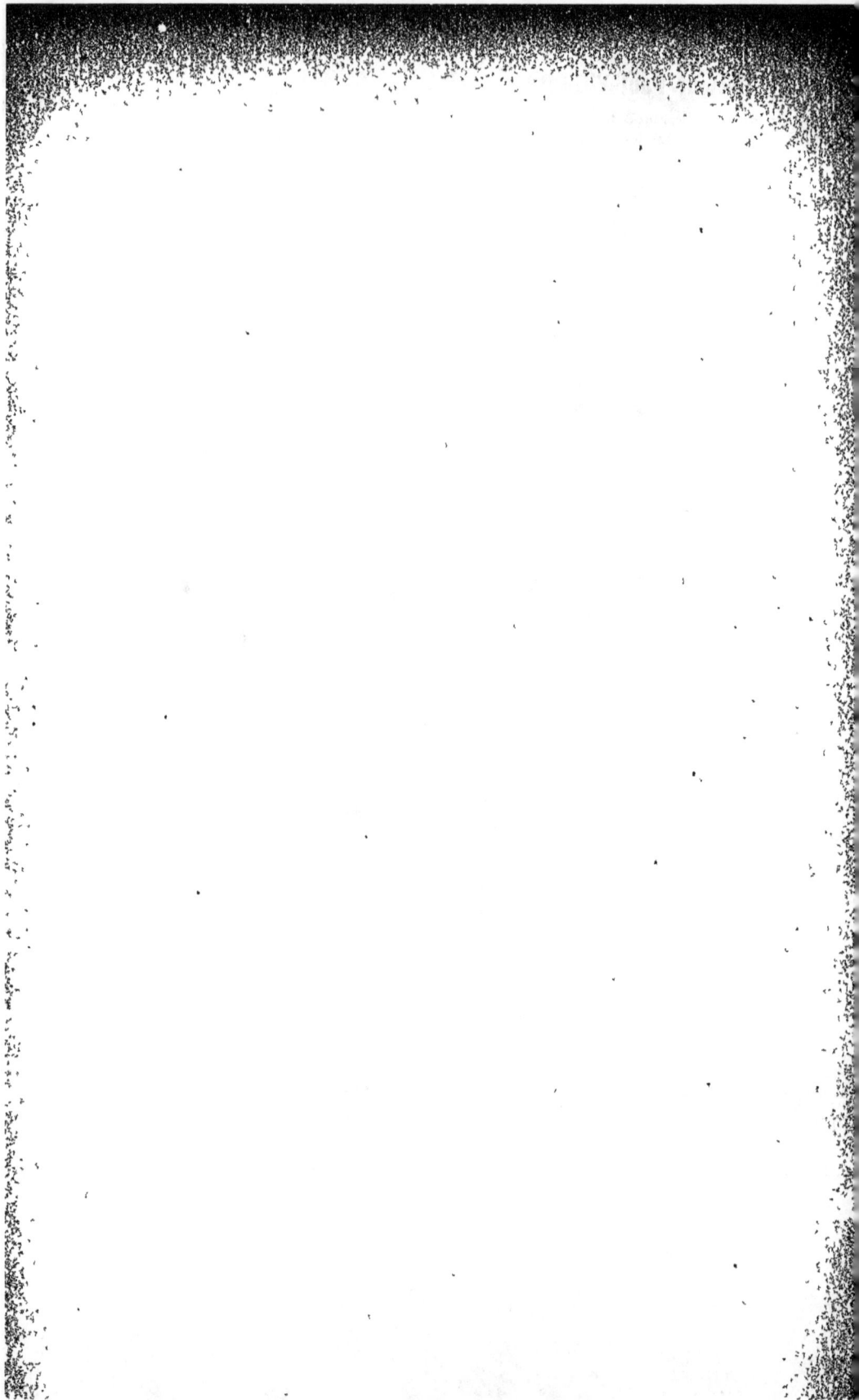

AVANT-PROPOS

Dans la *Bibliographie Anatomique* de 1906, M. le professeur Dieulafé publiait une observation d'hypertrichose lombaire, avec spina bifida occulta. Ce sujet n'ayant jamais été traité en France, comme thèse de doctorat en médecine, il nous engagea à étudier la question, surtout approfondie par les auteurs allemands, témoins les trois thèses de doctorat soutenues aux Universités de Berlin en 1892, de Strasbourg en 1899, et de Rostock en 1909.

Il voudra bien nous permettre de lui donner ici un gage de notre reconnaissance, et de lui offrir tous nos remerciements, pour l'accueil aimable qu'il nous réserva, et aussi pour les savants conseils qu'il ne nous a pas ménagés.

Nous devons aussi témoigner à M. Roy, chirurgien en chef à l'hôpital militaire, la satisfaction que nous avons éprouvée en recevant de lui une observation inédite qu'il a bien voulu nous communiquer. Nous n'en donnons, d'ailleurs, qu'un bref résumé, l'auteur se réservant d'en faire l'objet d'un travail spécial pour lequel il a amassé de multiples matériaux, que nous avons mis à profit.

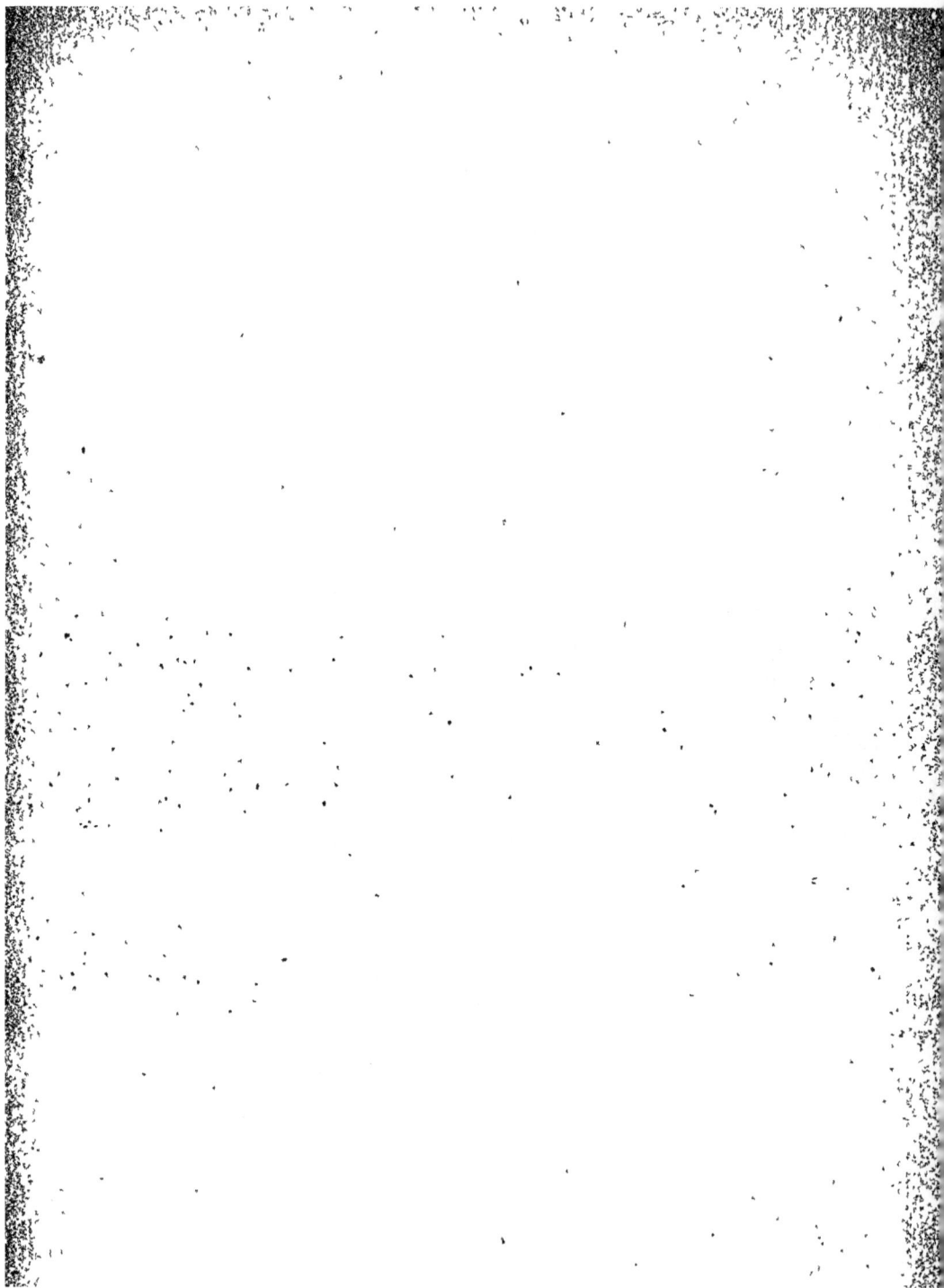

INTRODUCTION

Le spina bifida, c'est-à-dire une fissure vertébrale congénitale à travers laquelle font hernie les enveloppes médullaires est une affection connue depuis très longtemps.Et, sans aller aussi loin que Cooper, lequel prétend que les médecins arabes en avaient déjà fourni la symptomatologie, tout le monde est d'accord pour reconnaître que déjà Tulpius (1672), puis Ruysch et Morgani en avaient donné des descriptions avec « des notions très exactes au point de vue de l'anatomie pathologique et des symptômes ».

Il n'en est pas de même pour une variété de cette affection, dont l'histoire ne remonte pas au delà du dernier quart de siècle passé ; il est vrai de dire que la mise en lumière de cette nouvelle entité est due non pas à Virchow seulement, comme cela est répété partout, mais aussi à un médecin de l'armée grecque, Ornstein. Comme nous le verrons plus loin, dans un chapitre consacré à l'historique de la question, le médecin militaire grec attira l'attention, en 1875, sur l'hypertrichose lombaire, c'est-à-dire la présence chez certains sujets, dans la région des lombes, d'une touffe de poils anormalement développés. Et c'est à la suite

de ces constatations que l'anatomo-pathologiste allemand vit les relations existant entre cette anomalie et
une variété de spina bifida occulte, latent, caché
sous des téguments presque toujours normaux d'ailleurs ; s'était le spina bifida occulta

Les auteurs français l'appellent encore spina bifida
latent. Mais le moyen après deux mots latins de donner un qualificatif français ! Aussi le nom de spina
bifida occulta est-il devenu classique non seulement en
Allemagne, mais encore en France. Il est vrai que l'on
pourrait aussi lui donner le vocable de Rachischisis
latent.

Quoiqu'il en soit, cette curieuse affection ne manqua
pas d'exciter l'imagination des premiers observateurs.
L'on voit alors le grave Virchow rappeler ses souve-
nirs mythologiques et comparer l'hypertrichose lombaire à la queue des satyres. Recklinghausen va plus
loin : à l'entendre, la similitude entre ces derniers et
les malades porteurs de spina bifida occulta ne s'arrê-
tent pas là, et les pieds de bouc ne sont certainement
qu'un souvenir des pieds bots que présentent quelquefois les sujets parés d'une touffe de poils, dans la
région lombaire ; et comme il est difficile de s'arrêter
dans cette voie d'identification, les auteurs allemands
ne se cantonnent pas dans la mythologie païenne; passant à l'ère chrétienne, ils retrouvent un descendant des
satyres dans le Diable lui-même, Beelzebuth « à la
tête munie de cornes, avec une queue et des pieds de
bouc ».

Si Virchow et Recklinghausen avaient prétendu que

les satyres sont nés de l'observation des « hommes à
queue » dont on a rapporté plusieurs exemples, leur
opinion serait acceptable, mais cette longue lignée
est issue, d'après eux, du spina bifida occulta, ou
mieux de deux symptômes que l'on trouve avec
une fréquence très inégale dans ces deux affec-
tions : Hypertrichose lombaire et déformations du
pied.

Nous ne saurions, d'ailleurs, souscrire à ces conclusions, et cette origine pathologique des satyres nous
paraît fort suspecte. Faisons immédiatement observer
que si l'hypertrichose lombaire constitue un témoin
fidèle du spina bifida occulta, il n'en est pas de même
des déformations du pied : celles-ci sont rares et ne se
trouvent signalées que dans quelques observations
dont la plus remarquable est celle de Fischer, citée
par Recklinghausen.

Mais pourquoi vouloir ainsi asservir l'imagination
des artistes grecs à l'observation de cas pathologiques ? On ne manquera pas de nous objecter que les
recherches de Ornstein, déjà citées, semblent démontrer la fréquence relative de l'hypertrichose lombaire
dans l'Hellade. Est-ce sur cette simple constatation
qu'il convient de bâtir l'hypothèse de l'existence des
satyres, de l'observation de malformations tirées de
la pathologie humaine ?

Non certainement, et pour nous la question est toute
autre. Si le génie allemand possède parmi ses traits
caractéristiques une haute puissance d'observation,
nous nous plaisons à attribuer aux artistes grecs une

imagination vive et mobile, grâce à laquelle les pro-
ductions les plus variées ont pu sortir de ce petit peu-
ple. Lorsque les Grecs évoquaient les satyres, ce
n'était pas un cas pathologique tiré du monde physi-
que qu'ils voulaient se représenter, mais bien un homme animal, les satyres avaient, en plus de l'appendice
caudal, des pieds de bouc et des cornes. Va-t-on nous
dire aussi que ces dernières se retrouvent dans certains cas de spina bifida ?? Cette véritable « animali-
sation » de l'homme voulait certainement représenter
un être qui par ses instincts brutaux et grossiers, se
rapprochait des êtres inférieurs, et dès lors leurs attributs sont des attributs humains et animaux : sorte de
synthèse résumant dans l'esprit des Grecs l'état de
l'homme sauvage, abandonné à ses instincts naturels,
gardant une partie de son intelligence, mais avec cela,
méchant, cruel, pervers.

Ces demi-dieux occupaient, d'ailleurs, une place
importante dans la mythologie grecque. Lâches, mali-
cieux, lascifs, ils passaient leur temps à jouer de la
flûte, à danser, à poursuivre les nymphes, à épouvan-
ter les paysans, et surtout à s'enivrer : aussi les voit-
on figurer dans le cortège de Dionysos. Les sculpteurs
et les peintres embellirent ce type primitif, tout en lui
conservant les cornes et les pieds fourchus. Les plus
célèbres de ces œuvres dans l'Antiquité étaient le
Satyre de Praxitèle et le Satyre au repos de Proto-
gène...

Mais nous avons hâte de revenir à notre véritable
sujet, et nous ne devons pas parler plus longuement

de ces demi-dieux, puisque, d'après nous, leur origine n'a rien de commun avec le *spina bifida occulta* ; aussi terminant ici l'histoire des Satyres, nous reprenons celle du *spina bifida occulta* que nous commencerons en exposant, dans le chapitre suivant les principaux faits qui ont jalonné l'histoire de cette affection.

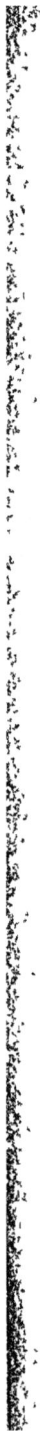

CHAPITRE PREMIER

Historique

Le *spina bifida occulta* est connu depuis peu de temps; et sa situation profonde, l'absence de signes objectifs et subjectifs liés à son existence ont été la cause de son exil si prolongé du cadre nosologique et anatomo-pathologique. Un signe cependant constitue le plus souvent un indice permettant de soupçonner cette lésion, nous voulons parler de l'hypertrichose lombaire concomitante, témoin le plus souvent fidèle d'un *spina bifida* inconnu et latent.

Aussi, ce dernier signe a-t-il été le premier signalé, et les premiers observateurs, sans rechercher une lésion profonde qu'ils ne soupçonnaient pas, s'attachaient surtout à la description de la touffe de poils anormale ornant la région lombaire, ou lombo sacrée.

C'est à un médecin de l'armée grecque, Ornstein (1), qu'est due la première observation d'hypertrichose lombaire. En 1875, il eut l'occasion d'examiner un jeune

---

(1) ORNSTEIN : *Zeitschrift für Ethnologie.*

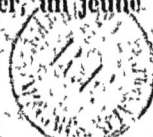

soldat, portant une véritable toison, très touffue au niveau de la région sacrée ; son attention étant attirée sur ce point, il chercha de nouveaux exemples. Et c'est ainsi que, cinq ans plus tard, en 1880, Ornstein avait déjà rassemblé trente cas semblables. Il faut évidemment tenir compte de ce fait, que cette série est empruntée à une race méridionale. Or, il n'est pas douteux que la végétation des poils devient plus luxuriante au fur et à mesure qu'on s'éloigne des pays froids. Cependant, cette règle n'a rien d'absolu et nous voyons par exemple les Européennes dont les cheveux peuvent atteindre une longueur de 50 cent. à 1 mètre, tandis que les Cafres et les Boschimans présenteront des cheveux dont la longueur n'excède que rarement 20 cent. chez les premières et 5 cent. chez les autres. Ainsi présenté, comme l'ont fait certains auteurs, le problème est mal posé. Le fait certain c'est que le poil, témoin de la puberté de l'individu, se développera plus rapidement et plus précocement dans les races méridionales. Voilà pourquoi, le médecin militaire Ornstein, examinant les recrues de l'armée grecque, a pu, en cinq ans, réunir trente cas d'hypertrichose lombaire.

Bientôt les observations de ce genre se multiplient et sous de nouvelles latitudes. Bartels (1) décrit longuement trois cas d'hypertrichose siégeant dans la région sacrée. Ecker rapporte, à son tour, qu'il a plusieurs fois constaté la présence d'une touffe de poils dans la même

(1) BARTELS : *Zeitschrift für Ethnologie.*

zone. Puis, c'est Geyl (1), dont les observations présentent ceci d'intéressant, qu'elles mettent bien en évidence un facteur nouveau, à savoir : l'hérédité. En effet, le même auteur a trouvé une hypertrichose lombaire très nette chez trois membres de la même famille, le grand-père, le père et le fils ; il est évident que la preuve de l'hérédité de cette disposition anormale ne saurait être plus frappante ; d'autant que cette observation est loin d'être isolée, et qu'Ornstein et Bartels relatent des faits similaires, montrant bien l'influence de l'hérédité sur l'apparition de cette disposition anatomique bizarre.

Mais aucun de ces observateurs n'avait pu voir le véritable fait anatomo-pathologique, nous voulons dire le *spina bifida* dont cette hypertrichose n'est que le témoin. C'est à Virchow qu'était réservé cet honneur.

Celui-ci (2) observe sur une jeune femme, âgée de 24 ans, une touffe de poils implantés dans une fossette de dix centimètres de diamètre, située dans la région des lombes. En palpant la tumeur, le doigt s'enfonçait dans la profondeur, comme si brusquement le squelette vertébral eût présenté une solution de continuité dans ce point. A l'autopsie on trouva, en effet, une véritable fente siégeant à la partie postérieure du canal vertébral, et correspondant à l'endroit signalé en quelque sorte par la touffe de poils anormalement développés.

(1) Geyl, cité par Jerem : Thèse Strasbourg, 1899.
(2) Virchow : Zeitschrift für Ethnologie, 1875, t. VIII.

C'était une première observation type, dans laquelle étaient pour la première fois rapprochés ces deux faits anatomiques : hypertrichose lombaire avec *spina bifida* sous-jacent. Ce dernier était constitué par une fente large de 1 à 2 millimètres, s'étendant de la première vertèbre lombaire à la quatrième.

F. Fischer (1) rapporte, quelque temps après, l'histoire d'un enfant de 9 ans, présentant dans la région lombaire un espace velu, avec des poils atteignant une longueur de 9 à 14 centimètres. La peau était normale et nullement pigmentée. A remarquer que ce champ de poils était déjeté vers la gauche. Au-dessous, la palpation révélait une fente à la place de l'apophyse épineuse de la cinquième vertèbre lombaire. Au-dessus, en regard des apophyses épineuses des troisième et quatrième lombaires, se voyait une nouvelle touffe de poils atteignant jusqu'à 17 centimètres de long. Ce sujet était porteur d'une autre anomalie, consistant en une syndactylie entre le troisième et le quatrième orteil du pied droit, la soudure s'effectuant jusqu'à la première articulation interphalangienne.

Sonnenburg (2) publie un cas intéressant une jeune fille âgée de 16 ans. Dans la région lombaire se trouve une sorte de mamelon pouvant avoir 10 cent. de diamètre, parsemé de poils d'une longueur de 6 à 8 centimètres. Une palpation profonde fait percevoir une fente étendue entre la deuxième vertèbre lombaire et la

(3) FISCHER : Deutsche Zeitschrift für chirurgie, 1883.
(1) SONNENBURG : Berliner Klinische Wochenschrift, 1883.

cinquième, à la partie inférieure. A noter aussi que la jambe gauche présentait un certain degré d'atrophie, s'accompagnant de trouble de la sensibilité.

Vers la même époque, on trouve dans la *Versammlung Deutscher Naturforscher und Aerle in Strassburg*, du 18 septembre 1875, une observation rapportée par Lück ; elle ne présente comme particularité que sa coexistence avec une luxation congénitale de la hanche.

Nous sommes ainsi amenés, en suivant l'ordre chronologique, à parler de l'observation de Fischer et de Von Recklinghausen [1] qui devait être le point de départ du travail désormais classique de ce dernier, sur la question. Un jeune homme de 25 ans présente dans la région lombaire une hypertrichose s'étendant à la partie inférieure jusqu'à la zone fessière. Les poils sont plus abondants au niveau de la première vertèbre lombaire, et s'étendent de chaque côté de la ligne médiane, à 3 cm. 5 du côté gauche, à 2 cm. 5 pour le côté droit. A la partie supérieure de la touffe de poils se trouve une sorte de ligne cicatricielle blanchâtre, pouvant mesurer 1 centimètre. Dans la profondeur le doigt refoulait les téguments dans une véritable fossette siégeant sur la tige osseuse. Enfin au niveau de la plante du pied on rencontre une ulcération siégeant au niveau de la tête du cinquième métatarsien, et mesurant sur ses deux diamètres, 25 et 32 millimètres. L'autopsie de ce cas rapporté par von Recklinghausen présente un

(1) V. RECKLINGHAUSEN, *Virchow's Archiv*., 1886. G. V.

réel intérêt. Au-dessous de la peau, on trouve un fascia-lombo-dorsal intact ; en le déchirant on tombe, sur la ligne médiane, dans une fossette en forme de fente renfermant une sorte d'amas adipeux, épais de 8 millimètres. La fente avait la forme d'un orifice elliptique pouvant mesurer 15 millimètres de long, sur 5 millimètres de large. Elle occupait la place de la cinquième vertèbre lombaire, et empiétait sur le sacrum. Quant à l'apophyse épineuse de la cinquième lombaire elle était représentée par une saillie osseuse atteignant à peine 11 millimètres ; la portion supérieure de la crête sacrée manquait également. La masse graisseuse dont nous venons de parler englobait la moelle en la refoulant en avant. Cette masse était en réalité formée de tissu conjonctif, de graisse, et de tissu musculaire strié; ce dernier élément indiquerait que la tumeur d'origine exogène, a émigré secondairement dans l'intérieur du canal vertébral ; mais le fait le plus surprenant, la présence de la moelle au niveau de la première vertèbre sacrée peut s'expliquer par l'étranglement de l'organe par la tumeur qui a ainsi empêché de se produire le mouvement d'ascension apparente qu'il semble effectuer dans le canal vertébral.

Konrad Brunner trouve un cas de spina *bifida* occulta surtout intéressant en dehors de l'hypertrichose lombaire, par diverses malformations concomitantes telles que : atrophie de la jambe droite, pied varus et mal perforant à droite également.

Ce malade fut également vu par Kirmisson qui à propos d'un cas personnel, relate ainsi le fait dans le

Traité de chirurgie (T. III, p. 705) : « Le docteur Conrad Brunner a publié une observation semblable relative à un jeune homme de 20 ans que nous avons pu
nous-même observer à la Clinique du professeur Kron-
lein (Zurich). Chez ce malade, il existait en même
temps qu'une légère scoliose dorsale à convexité droite,
une tuméfaction circonscrite à la région lombaire, au
niveau de laquelle on rencontrait une longue touffe de
poils ; la jambe droite est très atrophiée, du même
côté, il existait un pied bot varus avec mal perforant
et anesthésie de la peau environnante ; l'état du pied
nécessita l'amputation de Pirogoff, et sur les nerfs de
la partie enlevée, le professeur Klebs constata tous les
caractères d'une névrite interstitielle. »

Et l'auteur de tirer ces conclusions : « Lors donc
qu'on se trouvera en présence de trouble trophiques et
d'altération de la sensibilité dans les membres inférieurs, dont on ne saurait se rendre compte, on devra
examiner la région lombaire, et, si l'on constate un
développement anormal du système pileux, on devra
soupçonner l'existence d'un spina bifida latent. »

En 1890, von Bergmann montre à la *Berliner
Medicinischen Gesellschaft* un enfant de 8 ans porteur
d'un spina bifida occulta.

L'année suivante, au sein de la même société, Joachimsthal rapporte le cas d'un enfant de 5 ans présentant un *spina bifida occulta*, accompagné d'une luxation congénitale de la hanche.

Tout différent est le cas de Jones, qui, soignant
un homme, âgé de 22 ans pour une paralysie double

avec ulcération, découvre un spina bifida sous une faible hypertrichose de la région lombaire.

Joachimsthal rapporte quelque temps après (1899) trois nouveaux cas de *spina bifida occulta*. Ces cas sont longuement rapportés dans la thèse de Wanjura. Ils ne présentent d'ailleurs pas plus que ceux que rapporte cet auteur d'intérêt bien spécial.

L'année suivante paraît la thèse de Roumayrac ; l'auteur ne s'attache qu'à un côté du problème, et il étudie seulement l'hypertrichose, sans s'occuper du *spina bifida* : Dans ce travail se trouvent de nombreuses observations : la partie la plus originale est certainement la pathogénie où l'auteur émet des opinions personnelles sur lesquelles nous aurons à revenir plus loin.

Jæger dans sa thèse, (Strasbourg 1899), rapporte une observation recueillie par le professeur Naunyn et à ce sujet fait un faisceau d'observations déjà connues. Le cas qu'il a eu l'occasion de voir, est longuement analysé dans ce travail illustré d'une planche sur laquelle sont reproduites : une photographie montrant l'hypertrichose lombaire du sujet, et en second lieu une figure schématique reproduisant la fente remplaçant la portion postérieure des première et deuxième vertèbres lombaires ; nous reprocherons seulement à l'auteur alsacien d'avoir oublié de citer les travaux de Kirmisson et en particulier le mémoire de ce dernier paru dans le *Bulletin Médical* de 1887 : « Du mal perforant lié à certaines formes du *spina bifida*, latent ou sans tumeur. »

Mais à ce moment, Féré soulève une nouvelle question : L'hypertrichose lombaire est-elle toujours accompagnée de spina bifida occulta ? Il montre qu'il n'en est pas toujours ainsi ; par conséquent sous l'influence des idées de Virchow, on était allé trop loin dans cette voie ; et Féré montre que dans le cas qu'il a observé, il n'existait pas la moindre faille sur la colonne vertébrale. Le sujet était frappé de divers signes de dégénérescence.

Il en est de même d'ailleurs dans l'observation rapportée par Mayet dans son travail si documenté et si attrayant paru dans la *Nouvelle Iconographie de la Salpêtrière*, 1901. L'auteur s'attache surtout à démontrer que l'hypertrichose lombaire constitue un signe de dégénérescence, indépendamment de toute lésion vertébrale ou autre, qui passent dès lors au second plan. Le problème de l'origine et de la signification probable de ce stigmate, est étudié de très près dans ce mémoire parfaitement documenté et accompagné d'une bibliographie très complète.

Enfin dans une thèse de l'Université de Rostock présentée cette année même par Wada (Rostock 1909) nous trouvons quelques faits personnels et nouveaux dont nous aurons l'occasion de tirer parti dans le cours de ce travail. L'auteur a étudié avec une prédilection marquée les accidents et troubles divers coexistant avec le *spina bifida occulta* : maux perforants, déviation du pied, atrophie, troubles de la sensibilité, déviation de la colonne vertébrale, etc.

Si nous résumons en quelques lignes, l'histoire de

l'affection que nous étudions, nous voyons que d'abord
un seul élément témoin en fut connu : l'hypertrichose
lombaire. Plus tard, Virchow établit la coexistence de
ces deux dispositions anatomiques. A leur tour, Féré et
Mayet considèrent que l'élément hypertrichose peut
exister sans *spina bifida* latent, et qu'à lui seul il constitue un signe de dégénérescence.

Il n'en est pas moins vrai que dans la majorité des
cas, avec l'hypertrichose lombaire coexiste *spina bifida*
et que celle-là prend ainsi presque la valeur d'un
signe objectif, bien apparent de ce dernier.

CHAPITRE II

Aperçu embryologique

L'étude du développement de la région médullaire et vertébrale donne en quelque sorte la clef du mystère de cette tumeur bizarre que constitue le *spina bifida* ; aussi prenons-nous la liberté d'esquisser au début de ce travail un aperçu embryologique. Nous pourrons ainsi nous rendre compte que le *spina bifida* n'est que la persistance d'une disposition embryonnaire, et si ce terme doit être atténué en parlant du *spina bifida occulta*, nous dirons que dans ce dernier cas la malformation n'est qu'un souvenir d'un état transitoire, mais normal de l'embryon humain.

Une coupe transversale passant par la partie moyenne d'un embryon humain, long de $2^{mm}5$ et âgé de 14 à 16 jours, nous montre les détails suivants : Le feuillet ectodermique s'épaissit notablement dans la région dorsale, sur la ligne médiane, et la portion plus volumineuse qui prend ainsi naissance représente la plaque médullaire. Cette plaque, qui est primitivement disposée suivant un plan frontal, ne tarde pas à prendre une

formie excavée ; elle devient alors la gouttière médullaire. Les bords de cette gouttière se relèvent de plus
en plus et finissent par se rencontrer en arrière en ce
moment la gouttière est transformée en un tube : le
tube médullaire primitif. Ces différents stades peuvent
être vus sur des coupes intéressant des embryons humains âgés de 14 à 16 jours, et ayant comme nous
l'avons dit 2,5 mm. de long. Ils sont parfaitement figu-
rés, avec ces indications dans l'atlas de J. Kollmann
(T. I, fig. 80, 81, 82, 316).

Cette formation de la gouttière médullaire par sou-
lèvement des bords de la plaque primitive, ne s'opère
pas à la fois sur toute la hauteur de l'embryon ; c'est
ce qui explique comment le professeur de Bâle, que
nous venons de citer a pu figurer ces différents stades
sur des coupes empruntées au même embryon à diverses hauteurs. Relevons qu'en ce moment, le tube médullaire est superficiel, et que la lame ectodermique
n'est représentée sur sa région dorsale que par un
mince feuillet, représentant à la coupe un fin liseré
(Ibid. fig. 90). Cet épithélium ectodermique ne tarde
d'ailleurs pas à se régénérer, et sur une coupe passant
par l'extrémité supérieure d'un embryon humain âgé
de 3 semaines il se présente sous forme d'une lame formée d'une seule assise de cellules cubiques. (Fig. 318)

Sur cette même coupe nous voyons monter vers la
région dorsale le feuillet pré-dermique qui va s'insinuer entre les deux éléments que nous venons de décrire, tube médullaire sur la partie ventrale, lame ectodermique dans la région dorsale ; mais déjà ce feuil-

Ici a donné naissance à des formations différencives ;
en dedans, tout contre le tube médullaire le rudiment
du squelette, sclérotome qui va donner naissance à la
série des vertèbres ; en dehors, se trouve une autre
portion du mésenchyme, qui va se cliver en deux portions et fournir ainsi deux lames : lame musculaire,
et lame cutanée ; peu à peu ces deux lames vont se dé-
velopper à la fois vers la région ventrale où nous
n'avons pas à les suivre, et vers la région dorsale.

Au total voici donc cinq éléments différents qui
partis de la région latérale de l'axe dorsal tendent à
venir se rejoindre sur la ligne médiane. Ce sont en al-
lant de dedans en dehors, les deux bords de la gouttière, les deux portions du sclérotome primitif, portion profonde pour les méninges spinales, portion su-
perficielle pour la vertèbre correspondante ; les lames
médullaires ; les lames cutanées ; enfin l'ectoderme.

Envisagé d'une manière schématique le problème est
simple. Il y aura *spina bifida* lorsqu'il y aura défaut
de coalescence entre les portions droite et gauche d'un
même feuillet ; mais, ne voit-on pas d'ici toutes les
variantes qui peuvent résulter de la présence non pas
d'un feuillet dorsal, mais de cinq lames différentes
ayant à accomplir le même processus d'accolement au
niveau de la partie postérieure.

Retenons l'ordre suivant lequel s'opèrent ces sou-
dures successives de la région dorsale. Le tube médullaire se referme d'abord, puis l'ectoderme reprend sa
forme de lame épithéliale à cellules cubiques ; c'est
alors que vient s'insinuer dans la région dorsale le troi-

sième feuillet, feuillet mésodermique déjà clivé en plusieurs couches, sclérotome, lame musculaire, lame cutanée ou mieux sous-cutanée, celle-ci devant former le
derme (derme primitif, avasculaire).

Lorsque la soudure ne s'effectue pas, et que le tube
médullaire reste béant dans la région dorsale, il y a
spina bifida ; mais ce n'est pas ce cas qui nous inté-
resse. Dans l'hypothèse d'un spina bifida occulta : le
tube médullaire peut être fermé. Ce fait est prouvé par
des observations anatomiques et aussi par l'intégrité
des fonctions nerveuses dépendant de cette portion de
la moelle. D'autre part le deuxième feuillet (dans l'ordre chronologique) le feuillet ectodermique est aussi
intact : c'est une condition du spina bifida occulta, par
définition. Reste alors le feuillet moyen. Or dans celui-
ci nous avons rencontré différentes portions : sclérotome, lame musculaire, lame sous-cutanée ; celle-ci a
poursuivi son processus normal de développement, car
la peau cachant le spina bifida occulta est pourvue du
derme et parfois d'un tissu cellulaire sous-cutané très
abondant : le seul élément ayant subi un trouble dans
son évolution dans l'hypothèse de l'intégrité du tube
médullaire, est le sclérotome : l'arc vertébral postérieur
au lieu de venir former le rempart osseux qui protège
en arrière le cylindre médullaire, n'est représenté que
par deux ébauches latérales. Il y a donc une solution
de continuité dans le squelette vertébral, une véritable
faille. Et c'est en constatant la présence de cet hiatus
anormal, à travers les téguments que nous reconnaî-
trons le spina bifida occulta.

De ces considérations embryologiques nous retenons surtout l'ordre dans lequel s'opère la soudure postérieure des feuillets. De sorte que, en discutant la pathogénie du *spina bifida occulta*, nous pourrons avancer que si la malformation est due à un trouble évolutif, ce trouble n'est survenu que tard dans le cas qui nous occupe puisqu'il a permis la formation normale des premières lames, et n'a frappé d'arrêt que la portion du mésoderme qui donne naissance à la colonne osseuse dans sa partie postérieure (sclérotome).

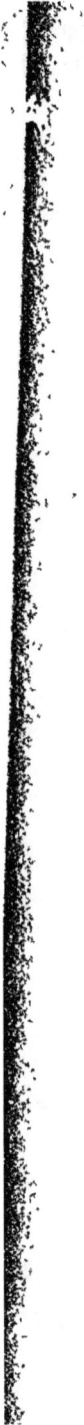

CHAPITRE III

Anatomie pathologique

Nous éliminons de ce chapitre l'étude des poils constituant les îlots lombaires, car leur observation doit être faite comme symptôme. La peau sera étudiée de la même manière avec les symptômes ; elle est d'ailleurs le plus souvent normale, ou ne présente que quelques différences de pigmentation.

Au-dessous de la peau se trouve l'aponévrose des lombes qui n'est mentionnée qu'une fois dans une observation de Recklinghausen, où d'ailleurs elle fut trouvée intacte.

Nous arrivons ainsi sur le plan osseux, celui qui à lui seul constitue presque toute la lésion ; et tout d'abord où siège la solution de continuité ?

Elle peut être haut placée, intéresser par exemple la première et la deuxième vertèbres lombaires, (obs. de Jæger). Dans d'autres cas, le *spina bifida* se trouve à un niveau inférieur, et dans ce cas le sacrum peut présenter lui-même une sorte d'échancrure entamant sa partie supérieure (obs. de Recklinghausen, Dieulafé, etc.) ; le plus souvent d'ailleurs, la faille se trouve vers la partie moyenne de la région lombaire entre la troisième et la cinquième, la quatrième étant celle qui se trouve le plus fréquemment signalée dans les observations.

La direction de la fente est dans la majorité des cas verticale ; cependant elle peut ne pas l'être rigoureusement et surtout ne pas le paraître à la palpation : il suffit pour cela que la fente soit asymétrique. Dans certains cas en effet, des deux moignons osseux qui devaient venir se joindre sur la ligne médiane en arrière l'un est plus développé que l'autre ; de sorte que l'une de ces éminences osseuses faisant une saillie relativement considérable par rapport à l'autre, on peut la prendre pour la véritable apophyse épineuse, et méconnaître ainsi l'existence d'un *spina bifida*. Mais l'asymétrie peut aller plus loin ; la fente peut se prolonger en position paramédiane, semblant avoir érodé les lames vertébrales d'un côté pour les laisser presque entières du côté opposé.

Cette notion de l'irrégularité ordinaire de l'orifice creusé sur la région postérieure de la colonne vertébrale, doit toujours être présente à l'esprit lorsqu'on effectue la palpation sur un sujet présentant l'hypertrichose lombaire.

Les dimensions sont très variables soit en hauteur, soit en largeur. Dans le premier sens la fente peut intéresser trois ou quatre vertèbres lombaires et en général dans ce cas elle est plus étroite ; tantôt au contraire, et ceci se passe lorsque une à deux vertèbres seulement sont intéressés, la fente est beaucoup plus large et au lieu de quelques millimètres, elle devient presque aussi vaste que le corps de la vertèbre correspondante. Lorsque le sacrum est intéressé, la partie supérieure de la crête postérieure qui représente la série des apophyses épineuses, disparaît sur une hauteur variable (les deux premières vertèbres sacrées dans l'obs. la plus connue de von Recklinghausen).

La configuration des vertèbres ainsi rongées au niveau de la région postérieure sera des plus variables. Tantôt les bords qui limitent latéralement l'excavation et qui sont les vestiges plus ou moins méconnaissables des lames sont relativement réguliers et paraissent constituer une double crête, ou série de crêtes épineuses ; tantôt au contraire ces mêmes bords sont tourmentés, déchiquetés même : mais ces cas paraissent être moins fréquents.

On le voit, l'excavation qui représente le *spina bifida* est sujette à des telles variations qu'une description générale comme celle que nous esquissons en ce moment est forcément un peu vague ; et la description anatomique avec sa rigoureuse précision ne peut s'appliquer à une série de faits aussi disparate, mais seulement à une observation isolée, comme celle que nous rapportons plus loin.

Au fond de cette excavation se trouvent alors les enveloppes rachidiennes et les éléments nerveux ; ici la question de hauteur prend une importance considérable, à cause de la situation du cône médullaire qui peut être intéressé si la lésion siège très haut ; mais ajoutons de suite que cette division est un peu artificielle, car dans une observation de Recklinghausen, dont nous avons déjà parlé, la moelle descendait jusqu'au niveau de la deuxième sacrée, probablement à cause d'une tumeur qui l'avait en quelque sorte enclavée dans ce point.

La dure-mère n'est pas citée dans la plupart des observations ; notons cependant qu'elle était intacte dans un cas de Recklinghausen.

L'état de la moelle n'est pas signalé dans les observations que nous avons eu l'occasion de lire. Il est à remarquer, d'ailleurs, que les observations anatomo-pathologiques post-mortem sont beaucoup plus rares que celles concernant le *spina bifida* ordinaire, souvent incompatible avec l'existence ; de plus, parmi ces relations, le plus grand nombre ne fait aucune allusion à l'état de la moelle ; et cependant, ce fait est un des plus intéressants de la question, c'est lui, certainement, qui donnera l'explication des troubles trophiques ou autres constatés au cours de l'affection. Nous avons déjà rapporté plus haut l'observation de Recklinghausen, dans laquelle la moelle était étouffée par un tissu hétérogène venu des parties extrarachidiennes.

Il est probable que ces résultats acquis dans ces dernières années sur l'anatomie pathologique du *spina bifida* ordinaire peuvent s'appliquer intégralement à la variété occulta ; mais la question ainsi posée est trop vaste pour essayer de la résumer en quelques lignes. Les travaux de Tourneux et Martin d'abord (1881), ceux de Recklinghausen ensuite (1886) ont jeté un jour nouveau sur cette question si complexe.

En dehors des altérations diverses dont est le siège la colonne lombaire, on rencontre le plus souvent chez le sujet frappé de cette affection une série de troubles, que nous nous contenterons d'énumérer :

Pied bot (Kirmisson, Recklinghausen).

Mal perforant (Fischer, Recklinghausen, Konrad, Brunner, Kirmisson).

Syndactylie (Fischer).

Troubles dystrophiques (Sonnenburg-Konrad, Brunner-Joachimsthal).

Paralysie (Jones).

Luxation congénitale de la hanche (Lucke, Joachimsthal, etc.).

Nous discuterons l'étiologie de ces troubles concomitants dans une autre partie de ce travail.

CHAPITRE IV

Etiologie et Pathogénie

Somme toute, pratiquement, l'hypertrichose lombaire coexiste toujours avec le *spina bifida occulta*. Il y aura donc lieu d'étudier séparément les notions étiologiques et pathogéniques afférentes à ces deux faits anatomiques juxtaposés, mais bien distincts.

1° Hypertrichose lombaire.

Sur dix-huit observations de *spina bifida occulta* que nous dépouillons à l'effet de déterminer quel est le sexe le plus frappé par l'affection, nous trouvons dix hommes et huit femmes, soit un léger excédent en faveur du sexe masculin. Il est vrai que la série est notoirement insuffisante pour tirer des conclusions. On ne saurait vraiment faire entrer en jeu les données d'Ornstein, puisque ce dernier n'examinait que des jeunes soldats.

Un point nous a paru intéressant ; quel est le sexe qui porte la crinière supplémentaire la plus longue dans ces cas de toisons de la région lombaire ? Les auteurs

n'indiquent pas toujours la longueur de ces poils; néanmoins, en nous basant sur les observations où ces faits
sont consignés, nous arrivons à ce résultat que la
moyenne chez la femme est de 9 centimètres avec minimum de 3 cm. et maximum de 17 cm. Elle est seulement
de 7 cm. chez l'homme avec minimum de 3 cm. et
maximum de 12 cm ; donc, à l'état pathologique,
comme pour la chevelure à l'état normal, le poil attein-
drait une longueur plus considérable chez la femme.

Quoiqu'il en soit, cette série est réduite, et les indications souvent trop insuffisantes pour songer à établir des
moyennes ; aussi, passons-nous à la pathogénie.

Rappelons d'abord que les premiers observateurs no-
tèrent l'influence de l'hérédité. Geyl raporte l'observation de trois membres d'une même famille, grand-père,
père et fils, porteurs d'une touffe de poils dans la région
lombaire. Ornstein et Bartels ont fait des constatations
analogues.

Mais il reste à expliquer la pathogénie de l'hypertrichose lombaire ! La chose est malaisée ; aussi les hypothèses n'ont-elles point manqué ; mais nous ne retien-
drons que les principales, renvoyant pour les autres à la
thèse de Poumayrac (loc. cit.), qui s'est longuement
étendu sur ce sujet.

Virchow supposait que l'hypertrichose lombaire était
simplement due à une irritation causée par une pertur-
bation dans le développement de la colonne vertébrale.
Or, qu'une irritation provoque une réaction de défense,
la question ne se pose même pas ; que ce soit un tissu
épithélial qui soit le terme de cette réaction, et non un

tissu conjonctif, la chose devient moins évidente, car,
remarquons-le bien, les cas de *spina bifida occulta*, où
il existe en même temps une cicatrice dans la région
lombaire, doivent être bien rares, et nous n'en connais-
sons qu'un exemple : celui que rapportent Fischer et
Recklinghausen.

Poumayrac avance une nouvelle théorie : « Peut-être
l'arrêt de développement des vertèbres amène-t-il une
irritation des nerfs vaso-moteurs et trophiques de la ré
gion, irritation partant de l'origine même de ces nerfs
de la moelle, qui, au niveau où ils émergent,
n'est pas suffisamment protégée par son canal osseux incomplet. Peut-être n'est-il pas téméraire d'ad-
mettre que les filets trophiques destinés aux vertèbres aient la même origine médullaire que ceux
qui se rendent à la peau de la région ; dès lors à
un arrêt de développement de certaines vertèbres corres-
pondrait un arrêt de développement de la peau de la ré
gion correspondante, arrêt de développement total,
dans le cas de *spina bifida* complet, c'est-à-dire ouvert
à l'intérieur; arrêt de développement partiel dans le cas
de *spina bifida occulta* pouvant se borner à la persistance de l'état fœtal du système pileux de la région,
c'est-à-dire à la persistance du lanugo. »

« Cette théorie, nous dit M. Dieulafé, est peu plausi-
ble, car les poils de l'hypertrichose ne ressemblent en
rien au lanugo, et d'ailleurs rien n'expliquerait la persistance de ce lanugo, puisque tout le tégument a suivi
une évolution normale. »

Et M. Dieulafé, se basant sur des considérations pathologiques, édifie une nouvelle théorie cherchant à expliquer la pathogénie de l'hypertrichose lombaire :

« En me basant sur l'état de plus grande résistance de la peau de la région lombo-sacrée dans le cas que je rapporte, en me basant sur certaines observations pathologiques, je crois pouvoir attribuer la production de l'hypertrichose à un processus de défense en un point où le canal rachidien est mal protégé, à cause de la fissure spinale. Ce processus de défense consisterait en une hypertrophie des éléments constituants de la peau, en particulier du derme. Cette hypertrophie, du reste, se manifeste dans la plupart des *spina bifida* apparents par l'existence d'un bourrelet tégumentaire tout autour de l'ouverture rachidienne. Or, d'après Elliot (*Medical Record*) 1886, lorsque sous l'influence d'une lésion irritative de la peau, il y a hypertrophie de ses divers éléments, on voit aussi apparaître une hypertrophie du système pileux.

L'hypertrophie du système pileux, qui accompagne celle des autres éléments dermiques dans des états pathologiques, se retrouve ici sous une influence réactionnelle physiologique.

2° Spina bifida.

Nous ne voulons pas à l'occasion d'une étude sur le spina bifida occulta, nous livrer à de grandes considérations sur le spina bifida en général, et autant que possible nous entendons bien ne pas sortir du cadre que nous nous sommes tracé.

On a émis bien des hypothèses sur la pathogénie du
spina bifida ; aucune d'elles n'est complètement satis-
faisante, mais chacune peut s'appliquer à un certain
nombre de faits particuliers.

D'après Cruveilhier, il peut se produire des adhérences amniotiques au niveau de la région vertébrale,
et ces adhérences entraînent la non soudure des lames
vertébrales. Cette théorie ne saurait s'appliquer qu'à
un nombre de faits assez restreints.

Lannelongue a repris cette question et nous nous
permettons de transcrire le résumé dans lequel Kirmisson a condensé les idées de cet auteur (loc. cit.,
p. 696). « D'après lui, cette malformation peut reconnaître plusieurs origines. Dans une première catégorie
de faits, les membranes qui enveloppent la tumeur sont
absolument intactes ; il est probable que dans ce cas,
le spina bifida est la conséquence d'une hernie des
membranes profondes ayant empêché les arcs vertébraux de se souder l'un à l'autre. Dans une seconde catégorie de faits, la peau manque complètement à la
surface de la tumeur et est remplacée par une mem-
brane mince, transparente au travers de laquelle on
peut voir le liquide sous-jacent et les éléments nerveux
arrivent à la surface de la tumeur. Au pourtour, la
peau se termine par un rebord saillant. Ici la hernie
des membranes s'est opposée non seulement à la soudure des arcs vertébraux mais encore au développement
de la peau. Enfin dans une troisième catégorie de faits,
l'enveloppe extérieure de la tumeur est constituée par
un tissu épais régulier ayant manifestement l'aspect

du tissu cicatriciel, au milieu duquel on trouve çà et
là des îlots de peau saine ; cet aspect cicatriciel de l'enveloppe extérieure permet d'invoquer un processus pathologique ; quant à la nature même de ce processus,
M. Lannelongue se montre fort réservé. On a incri-
miné, dit-il, la présence de brides amniotiques, la chose
est bien possible ; peut-être aussi, s'agit-il d'un travail
ulcératif.

La présence d'une tumeur au niveau du *spina bifida*
explique mieux encore que les brides amniotiques, le
mécanisme grâce auquel ne s'est pas effectué la soudure
du canal vertébral, ou même de la moelle ; du reste,
nous ne saurions insister ici sur l'observation de
Recklinghausen que nous avons déjà citée sans tomber
dans des redites. Qu'il nous suffise d'ajouter que ce fait
n'est pas isolé et que cette étiologie est valable dans les
cas classiques de Houel, Robert Jones et Larkin, de
Pilliet, etc.

CHAPITRE V

Symptomatologie

Deux grands symptômes constituent tout le complexus clinique du *spina bifida* latent : l'existence d'une hypertrichose lombaire, et la constatation par le palper d'une fissure vertébrale. Ces deux éléments méritent d'être étudiés séparément.

1° Hypertrichose lombaire.

Rien n'est plus variable que la manière dont elle se présente, et dans chaque observation nous la voyons décrite d'une façon différente.

Tantôt elle occupe toute la région des lombes et descend même jusque vers la région fessière (Fischer et Recklinghausen), tantôt elle n'occupe qu'un espace plus ou moins arrondi, vers la partie moyenne des lombes (Virchow) ; parfois on voit s'échapper seulement une touffe de poils longs et souples, venant chercher leur point d'implantation dans une fossette médiane lombaire.

Cette région sur laquelle ils viennent se rattacher

peut être bombée, soulevée par une sorte de coussinet adipeux sous-cutané ; quelquefois il existe deux centres de tourbillons de poils au lieu d'un (Fischer).

Nous avons déjà parlé des variations que peut présenter la longueur de ces poils (de 2,5 cm. à 17 cm.) ; dans ces derniers cas, l'ensemble des poils prend bien la forme d'une crinière de cheval, suivant l'expression de Joachimsthal.

La couleur de ces poils est aussi variable que leur longueur. Elle n'est pas forcément la même que celle des autres éléments pileux de l'individu (barbe, chevelure, etc.) ; bien souvent des poils d'un blond ardent ont été notés sur des sujets bruns (Th. de Rostoch, 1910).

Le mode d'implantation ne présente rien de fixe ; Parfois, les poils de la région lombaire se disposent sous forme de tourbillons ; mais il peut y avoir plusieurs touffes juxtaposées avec différents centres de tourbillons (deux dans le cas de Jœger).

Le plus souvent, la disposition est symétrique par rapport à la ligne médiane ; cependant, dans le cas de Jœger, il y avait plus d'éléments pileux à droite qu'à gauche de cette ligne. En général, les poils sont fins et très souples, plusieurs observations sont explicites sur ce point.

La simple inspection de l'hypertrichose lombaire peut nous renseigner sur le niveau où doit siéger la faille osseuse. Elle correspond en général au point vers lequel convergent les poils de la région.

La peau de la région lombaire ne présente le plus

souvent rien d'anormal ; cependant ici, encore, plusieurs cas sont à considérer.

Parfois, la peau est simplement plus dense, plus résistante, plus tendue, que dans les régions avoisinantes : D'où, comme le note M. Dieulafé, la difficulté d'explorer des plans profonds.

Il peut y avoir aussi une différence de coloration entre les téguments de la région lombaire et ceux des zones voisines, principalement chez les sujets jeunes. Dans l'observation de Naunyn, rapportée par Jœger, la peau ne portait aucune trace de pigmentation ; cependant, elle présentait, çà et là, quelques taches rougeâtres, angiomateuses ; dans d'autres cas, au contraire, il y a accumulation de pigment dans la peau de cette région.

Nous avons déjà dit que la peau pouvait être, suivant le cas, ou bombée ou déprimée ; malgré tout, la déformation de la région n'est pas trop considérable, et il est rare qu'on devine la fente profonde à la simple inspection ; néanmoins, on doit tenir compte de cet élément de déformation, important surtout si l'on se trouve en présence chez l'enfant d'une affection de la colonne vertébrale : scoliose, etc.

2° Spina bifida.

Ce que nous avons déjà dit à propos de l'anatomie pathologique concernant les variations de forme et de situation de la fissure osseuse nous dispense d'entrer ici dans de longs détails.

Le sujet étant couché dans le décubitus ventral, et
en résolution musculaire, on palpe la série des apophyses épineuses situées au-dessus et au-dessous du point
désigné comme étant le lieu d'élection par la présence
des poils ; en suivant la série des apophyses épineuses,
on tombe brusquement dans une fossette qui représente la faille osseuse. Il faut alors se repérer et mener
par exemple la ligne passant par les deux crêtes ilia-
ques pour reconnaître la cinquième lombaire ; il est dès
lors facile d'identifier les segments osseux de la colonne vertébrale et l'observation pourra noter les détails suivants : situation du rachis-chisis, forme et
hauteur des bords, direction, profondeur, irrégularités,
y a-t-il une douleur à la pression ? etc.

L'examen radiographique de la colonne vertébrale
apporte de précieux renseignements sur les dimensions
et la forme du *spina bifida*, mais l'interprétation du
cliché est souvent difficile. Nous avons eu l'occasion
de voir un cliché bien réussi, exécuté par M. Roy sur
son malade : il fallait une grande attention pour répé-
rer exactement les saillies osseuses, et ne pas se perdre
dans les ombres que donnent les corps des vertèbres et
les apophyses épineuses.

Il reste alors à faire l'examen des différents organes,
comme il a été fait dans l'observation de Jæger, que
nous rapportons plus loin, comme modèle du genre.

Mais, auparavant, jetons un coup d'œil sur les affec-
tions susceptibles d'accompagner le *spina bifida* occulta.

Parmi celles-ci, les unes ont un caractère congénilui, comme les pieds-bots, la syndactylie, la luxation congénitale de la hanche, plusieurs fois relevés dans ces observations.

D'autres, au contraire, surviennent à une époque variable et ces troubles peuvent être, le mal perforant plantaire, l'atrophie musculaire localisée à un membre, les troubles de la sensibilité, les paralysies comme le montre l'exemple de Jones.

On ne peut voir dans la première catégorie de fait qu'une série de témoins de dystrophies congénitales, mais il serait illusoire de rechercher ici des relations de cause à effet.

La question est plus difficile en ce qui concerne la cause des troubles trophiques survenant plus ou moins tardivement chez des sujets porteurs d'un *spina bifida* latent ; il semble bien démontré que dans ce cas, c'est la lésion des centres nerveux accompagnant cette disposition anormale, qui doit être mise en cause, si bien que Kirmisson a été amené à faire le diagnostic de *spina bifida* latent en constatant quelques-uns des troubles énumérés plus haut. « Frappé de rencontrer chez ce jeune homme, des troubles de la sensibilité et des maux perforants, dont aucune circonstance pathologique ne pouvait nous rendre compte, nous examinâmes chez lui la région lombaire, et nous y trouvâmes, sur la ligne médiane, un développement anormal du système pileux au devant d'une tuméfaction de consistance molle, lipomateuse. » Kirmisson (loc. cit.).

CHAPITRE VI

Observations

Nous n'avons nullement l'intention d'accumuler dans ce chapitre toutes les observations que nous avons pu recueillir dans la littérature médicale, et que nous avons dépouillées pour la rédaction de ce travail ; avec ce contingent considérable nous aurions plus que doublé le volume de notre thèse et ceci en pure perte. Nous avons préféré donner un index bibliographique aussi complet que possible, et grâce auquel il fut aisé de se rapporter aux diverses observations citées ; au demeurant, celles de ces dernières qui présentent un intérêt véritable ont été épinglées dans notre historique, et si nous ne les avons pas rapportées in-extenso, du moins nous avons relaté ce qui en faisait l'intérêt.

Aussi, nous proposons-nous de ne donner ici avec quelques détails que trois observations : l'une, de M. le professeur Dieulafé publié en 1905 dans la *Bibliographie anatomique*, la deuxième inédite, que nous avons à connaître grâce à l'obligeance du docteur Roy, chirurgien en chef à l'Hôpital militaire de Toulouse, la troisième enfin empruntée à la thèse de Jœger, et due au professeur Naunyn. Nous rapporterons cette dernière observation parce que elle est très complète, et qu'en outre, elle est passée sous silence par la plupart des auteurs qui ont écrit sur ce sujet depuis 1899.

OBSERVATION PREMIÈRE

(Prof. Dillisir. In *Biblogr. Anatomique*, 1899).

« J'ai observé récemment un cas d'hypertrichose lombaire, sur le cadavre d'une femme morte dans un hospice de vieillards et sur la mentalité de laquelle je n'ai pu avoir de renseignements précis ; en explorant la colonne vertébrale à travers les téguments il était impossible de soupçonner une malformation ; il existait simplement de la lordose accentuée, siégeant à l'union de la colonne lombaire et du sacrum ; après incision de la peau et des masses musculaires, on est arrivé au niveau du sacrum et des dernières vertèbres lombaires sur une lame fibreuse qui fermait seule le canal rachidien en arrière ; il s'agit d'un *spina bifida occulta* qui est bien de nature à donner à l'hypertrichose une grande valeur comme élément de diagnostic d'un rachischisis latent.

Les poils occupaient une large zone circulaire étendue de la troisième vertèbre lombaire au tiers supé-

rieur, et d'une crête iliaque à l'autre ; ils étaient implantés par groupes décrivant des tourbillons dirigés
dans le sens normal des poils de cette région : ils
avaient une longueur de 4 à 8 cent., leur coloration
était châtain clair, comme celle des poils du pubis, tandis que celle des cheveux était châtain foncé, le res-
tant du corps était glabre, les poils axillaires peu abondants ; il y avait quelques poils très courts sur la lèvre
supérieure et le menton ; entre la peau et le canal rachidien n'existait aucun tissu anormal ; la peau était
de coloration normale, mais elle était plus dense, plus
résistante, plus tendue que dans les régions avoisinantes d'où la difficulté d'exploration des plans profonds. »

Sur le squelette préparé, on voit une large perte de
substance laissant bâiller dans la région postérieure, le
canal rachidien : cet orifice a une hauteur de 10 centimètres, et une largeur de 2,5 à 3 centimètres. Les deux
bords droit et gauche limitant cette dépression sont
sensiblement parallèles, sauf à la partie supérieure où
le bord droit présente une sorte d'encoche latérale, les
portions du squelette qui ont ainsi disparu, ou du
moins, qui n'existent pas dans la région postérieure
sont : une partie de l'apophyse épineuse de la quatrième
vertèbre lombaire, l'apophyse épineuse et la plus
grande partie de la lame gauche de la cinquième vertèbre lombaire, la crête sacrée dans toute sa hauteur.
Il est à remarquer que la portion droite est plus développée que la partie gauche ; aussi les deux berges limitant l'excavation sont-elles très inégales comme hauteur.

Le *spina bifida* de cette observation s'accompagnait de déviation de la colonne vertébrale dans le plan frontal, car une verticale menée par l'apophyse épineuse de la deuxième lombaire laisse à droite presque toute la fistule osseuse, et cette même ligne longe le bord gauche de l'excavation que nous venons d'étudier.

OBSERVATION II

Inédite (1)

(Dr Roy).

Labroille A.., entre à l'hôpital militaire le 13 février 1910 avec le diagnostic de lordose lombaire. Taille, 1m63. Poids, 60 kilogrammes.

Rien à signaler dans ses antécédents personnels, héréditaires ou collatéraux.

Douleurs dans le dos consécutives à une fatigue un peu violente. L'ensellure augmenterait depuis quelques mois. Lordose accentuée. A l'inspection, on remarque dans la région des lombes une touffe de poils occupant un espace en forme de losange, ces poils ont une longueur de 5 à 6 cm. La palpation révèle la bifidité de

(1) Nous ne donnons ici qu'un bref résumé de l'intéressante observation du Dr Roy, qui se propose de la publier in extenso

l'apophyse épineuse des deuxième et troisième verté-
bres lombaires ; la radiographie confirme cette hypothèse et permet d'apercevoir une fente portant de la
partie postérieure de l'arc vertébral des deuxième, troisième et quatrième lombaires.

Ainsi est posé le diagnostic de *spina bifida occulta*.

OBSERVATION III

(NAUNYN in thèse JÆGER, Th. Strasbourg, 1899)

Le malade qui fait l'objet de cette observation a été
présenté le 24 juillet 1897 par le professeur Naunyn, à
la Société Médicale de Strasbourg.

J. S. Gartner, âgé de 18 ans, né à Kassel,

Père soi-disant bien portant. Mère en proie depuis
plusieurs années à des crises de mélancolie ; ces accès,
qui peuvent se répéter plusieurs fois par mois, s'accom-
pagnent d'un état général défectueux avec anémie et
œdème des membres inférieurs.

Le malade rapporte que sa grand'mère est morte
d'hydropisie et qu'une de ses sœurs présente tous les
ans une enflure siégeant au niveau de l'avant-bras, et
disparaissant au bout de deux à trois semaines ; il a
cinq frères et sœurs ne présentant absolument aucune
difformité.

Le malade a présenté des phénomènes d'anémie de 2 à 10 ans, avec douleurs siégeant dans la région abdominale.

Au moment même de la naissance on remarqua la touffe de poils que présentait l'enfant dans la région lombaire ; au-dessous de ces poils, la peau avait une coloration rouge ; de plus, il existait en ce point une fistule que la mère de l'enfant comprima avec un tampon.

A l'âge de 13 ans, l'enfant apprend le métier de jardinier ; à ce moment, il ressent de violentes douleurs dans la région lombaire, et la fistule laisse écouler jusqu'à quatre gouttes de liquide dans la même journée, puis, au bout de deux mois environ, les douleurs se calment, l'écoulement par la fistule se tarit ; en même temps il se forme au niveau de la touffe de poils de la région lombaire une sorte de substance visqueuse ; depuis cette époque le malade, n'étant plus incommodé par son infirmité, se considère comme définitivement guéri.

Au mois de juillet 1897, le malade entre dans le service du professeur Naunyn pour une bronchite catharrale ; c'est ainsi que fut trouvé son *spina bifida occulta*.

Etat actuel. — Le malade est un jeune homme mesurant 1m65 et présentant une charpente osseuse puissante et une musculature également bien développée. Dents normales, pas de signe de rachitisme. Chevelure épaisse et barbe de couleur foncée ; poils de l'aisselle et du pubis moyennement développés.

Au niveau de la région lombaire se trouve un espace couvert de poils, il s'étend en hauteur, sur la ligne médiane de l'apophyse épineuse de la première vertèbre lombaire, au bord supérieur du sacrum ; le côté supérieur de ce champ pileux, mesuré sur une ligne faisant un angle de 45° avec l'axe spinal, présente une longueur de 15 cent., la base, située au niveau du sacrum, mesure 12 cent. ; à gauche de la ligne médiane se trouve une traînée de poils sur une longueur de 12 cent. et une largeur de 2,5 cent. ; cette traînée forme un angle de 45° avec la colonne vertébrale.

Les poils sont blonds, fins et souples ; à gauche de la ligne médiane ils ont une longueur de 6 cent. ; à droite, au contraire, ils atteignent jusqu'à 10 cent. Les poils convergent vers la ligne médiane ; à ce niveau ceux de droite et de gauche se rendant au même point, donnent naissance à un tourbillon pileux ; les poils du côté droit forment en se réunissant une véritable toison.

La peau de la région est lisse et ne présente pas de pigmentation spéciale ; à signaler seulement le long de la ligne médiane quelques taches rouges, angiomateuses ; enfin, à gauche, à la hauteur de la troisième vertèbre dorsale, on trouve un angiome ayant un diamètre comparable à celui d'une pièce de dix pfennigs (soit à une de nos pièces de un franc).

En procédant à la palpation, le doigt qui suit la crête épineuse tombe, au-dessous de la douzième dorsale, dans une fente très facile à percevoir. A la place de l'apophyse épineuse de la première vertèbre lombaire,

le doigt explorateur pénètre dans une fente large de
1,5 cent. environ. On ne trouve pas les apophyses épineuses des deuxième et troisième vertèbres lombaires.
La palpation ne provoque pas la moindre douleur.

Les apophyses épineuses des quatrième et cinquième
vertèbres lombaires occupent une place normale.

Il est encore à décrire la fistule dont nous avons parlé
plus haut, elle se trouve à peu près au niveau de la troisième vertèbre lombaire, et presque exactement sur la
ligne médiane : son orifice est arrondi et mesure environ 2 mm. de diamètre ; par la pression on peut en faire
sortir quelques gouttes de liquide, qui proviennent certainement du liquide céphalo-rachidien.

La percussion et l'auscultation du thorax ne présentent rien de particulier.

Le ventre est plat, et une palpation profonde réveille
quelques douleurs abdominales.

Pupilles normales ; la pupille ga... ..e réagit cependant plus lentement que celle du côté droit.

Pas de ganglions perceptibles, pas d'œdème des ex-
trémités.

Le malade présente des pieds plats, cependant la sta-
tion debout n'entraîne pour lui aucune fatigue. Il faut
ajouter que la musculature du côté gauche est un peu
moins développée que celle du côté droit.

Le réflexe rotulien est normal. Pas de trouble de la
sensibilité.

Les organes génitaux ont un développement normal ;
l'examen le plus attentif du malade n'a pas révélé d'autre disposition anormale.

CONCLUSION

1° Le Spina bifida occulta consiste en une fente siégeant sur la partie postérieure du canal vertébral, avec cette particularité que la fente est cachée sous les téguments, sans qu'il existe de tumeur apparente.

2° L'hypertrichose lombaire constitue un témoin ordinaire (Virchow) mais non constant (Féré) de cette affection.

3° Cette malformation peut s'accompagner de luxation congénitale de la hanche, de pied bot, d'atrophie musculaire, de troubles sensitifs, de syndactylie, etc...

4° L'hypertrichose lombaire mettra sur la voie du diagnostic, complété par une radiographie qui permet de repérer la faille (Wada, Roy).

5° Cette hypertrichose reconnaît comme origine un processus de défense, et traduit ainsi une sorte de réaction se passant au sein des téguments, par suite du manque de soutien osseux (Dieulafé).

6° Le spina bifida occulta reconnaît la même étiologie et la même pathogénie que le spina bifida ordinaire.

7° Bien qu'il s'accompagne fréquemment des divers troubles que nous avons énumérés, sa gravité n'est nullement comparable à celle du spina bifida aperta, ou de l'hydrorachis ordinaire ; son existence est le plus souvent compatible avec une vie normale.

———————

BIBLIOGRAPHIE

Nous croyons utile de reproduire ici la bibliographie si complète fournie par Mayet dans son travail déjà cité. Ces indications s'étendant jusqu'à l'année 1902, nous y ajouterons les quelques travaux qui ont été publiés depuis cette époque.

Cette bibliographie est établie dans l'ordre chronologique:

1. ORNSTEIN. — Zeitschrift für Ethnologie (Verhandlungen der Berliner Gesellschaft für Anthropologie., u. s. w.), 1875, VII, p. 91 et 279 ; « Eine ungewöhnliche Behaarung der Sacralgegen eines Menschen. — Id., 1876, VIII, p. 247 ; « Neur Fall von Sacraler Behaarung. » Id., 1877, IX, p. 485. Sacral trichose bei Hellenen. — Id., 1880, XII, Ein Fall von trichosis sacro lumbalis als varietat der Sacral trichose.

2. VIRCHOW. — Zeitschrift für Ethnologie, 1875, VIII. Ein Fall von Hypertrichosis circunscripta mediana Kombinirt mit Spina Bifida. — Deutsche Med. Wochenschrift, 1884. — Verhandlungen der Berlin. med. Gesellschaft, 1891, I, p. 78.

3. BARTELS. — Zeitschrift für Ethnologie, 1877, VII,
p. 119. — Id., 1879, XI, p. 115. — Id., 1880, XIII,
p. 213. — Archiv. für Anthropologie, I, XIII.
Berliner Klin, Wochenschrift, 1892, n° 23, page
833.

4. TOURNEUX ET MARTIN. — Journal de l'Anatomie et
de la Physiologie, 1881, p. 7.

5. FISCHER. — Deutsche Zeitschrift für Chirurgie,
1883, XVIII, n° 1. Ein Fall von chronischer Os-
titis des Metatarsalknochen und lumbaler Trichose.

6. SONNENBURG. — Berliner Klin. Wochenschrift
1884, nov., p. 756.

7. LÜCKE. — Tageblatt der 58 Versammlung deutscher Naturforscher und Ärzte in Strassburg, 1885,
septembre, p. 276. Ueber sogenannte congenitaler
Hüftgelenkluxation.
    Fille âgée de 7 ans présentant une remarquable
hypertrichose de la région lombaire et une petite
fissure rachidienne au niveau de la dernière vertèbre lombaire. Luxation congénitale de la hanche.

8. F. v. RECKLINGHAUSEN. — Virchow's Archiv für pa-
thol. Anatomie, n. s. w., 1886, CV, p. 243. Un-
tersuchungen über die spina bifida ; Spina bifida
occulta mit sacro-lumbaler Hypertrichose.

9. J. BLAND SUTTON. — The Lancet, 1887, II, p. 4.
Abstract of a clinical lecture on spina bifida occulta.

Revue de quelques cas antérieurs d'hypertrichose lombaire. Deux cas nouveaux. Plusieurs figures.

10. CONRAD BRUNNER. — *Virchow's Archiv für pathologische Anatomie.*, u. s. w., 1887, CVII, page 491. *Ein Fall von spina bifida occulta mit congenitaler lumbaler Hypertrichose.*

Ce cas est celui d'un homme âgé de 20 ans, atteint de spina bifida occulta et présentant une hypertrichose lombaire apparue dès la naissance et développée surtout depuis l'âge de 9 ans. — *Virchow's Archiv für pathologische Anatomie.*, u. s. w., CXXIX, p. 246. *Ein weiterer Beitrag zur Casuistik der spina bifida occulta mit Hypertrichosis lumbalis.*

Deux autres cas de spina bifida avec hypertrichose lombaire.

11. A. DOOD. — *The Lancet*, 1887, II, p. 1063. — *A case of lumbar hypertrichosis.*

12. THORNBURN. — *Brain*, 1888. — *On the injuries of the cauda equina.*

13. ORMANN DUMESNIL. — *Journal of cutaneous and genito-urinary diseases*, 1888, p. 97.

Homme âgé de 30 ans, hypertrichose apparue à l'âge de 16 ans, un peu au-dessus du sillon interfessier. Aucune cause apparente (Cf. *Ann. de dermatologie et de syphiligraphie*, 1888, p. 661.

14. BERGMANN. — *Verhanlungen der Berlin. med. Gesellschaft* 1890, XXI, p. 117.

15. Féré. — Nouvelle iconographie de la Salpêtrière, 1890, p. 45, 48. La queue des satyres et la queue des faunes.

16. Jones. — British med. journal, 1891, 24 janv. p. 173.
Spina bifida sacrée et légère hypertrichose chez un homme de 22 ans.

17. G. Joachimstal. — Berliner klin. Wochenschr. 1891, n° 22, p. 536. Ueber Spina bifida occulta mit Hypertrichosis lumbalis. Cf. aussi : Verhandlungen der Berliner med. Gesellschaft, XXII, 1, p. 78, 2, p. 55.
Fille âgée de 5 ans. Hypertrichose localisée représentée par une touffe de poils implantée au niveau de la IV° vertèbre lombaire.
Spina bifida latent.
Double luxation congénitale de la hanche.

18. Currius. — Langenbeck's Archiv für klinische Chirurgie, 1893, XLV, p. 184. Beitrag zur Pathologie der spina bifida lumbo-sacralis.

19. J. Voisin. — L'idiotie, Paris, Alcan, 1895.
Fille idiote ayant au niveau du sacrum une touffe de poils assez longs, véritable petite queue rudimentaire.

20. G. Joachimstal. — Virchow's Archiv für path. Anatomie... u. s. w., 1893, CXXXI, p. 488. Ein weiterer Beitrag zur Casuistik der Spina Bifida mit localer Hypertrichose.
Cinq cas.

Fille âgée de 7 ans. Fissure vertébrale siégeant vers la cinquième vertèbre lombaire. Pas de pilosité anormale.

« Dame avec crinière de cheval » présentée à la Société d'anthropologie de Berlin. Les poils atteignent jusqu'à 27 centimètres de longueur. Spina bifida dorsal et lombaire, Photographie. (Cf. *Zeitschrift für Ethnologie*, 1892, XXXIV. *Verhandlungen der Berliner anthr. Gesellschaft*, p. 313), etc., etc.

21. H. RIDDERT, — *Virchow's Archiv für path. Anatomie u. s. w.*, 1893, CXXXII, p. 381. *Beitrag zur Spina bifida occulta lumbo-sacralis.*

Plusieurs cas.

22. E. SAALFELD, — *Virchow's Archiv für path. Anatomie, u. s. w.*, 1894, CXXXVII, p 384. *Ueber Spina bifida occulta mit hypertrichosis lumbalis.*

1° Fille âgée de 13 ans. Hypertrichose lombaire. Spina bifida latent. Scoliose.

2° Fille âgée de 29 ans. Hypertrichose avec poils de 0,15 centimètres de longueur, spina bifida (Dessin).

23. JEAN SCHOU. — *Berliner klinische Wochenschrift*, 1894, n° 5, n° 113. *Ein Fall von spina bifida occulta mit hypertrichosis lumbalis.*

Fille âgée de 13 ans.

Hypertrichose lombaire représentée par des poils longs de 3 centimètres en moyenne, spina bifida occulta.

Stigmates de dégénérescence incontestables :
prognatisme exagéré, scoliose, asymétries diverses, etc.

24. G. Muscatello. — *Langenbeck's Archiv für klinische Chirurgie*, 1894, XLVII, p. 384. *Ueber die
angeborenen Spalten der Schädels und der Wir-
belsäule.*

25. Taruffi. — *Cité par Muscatello.*

26. Fürst. — *Deutsche medicin. Wochenschrift,*
1895, n° 15, p. 103. *Ein Fall von Spina bifida occulta mit Hypertrichosis lumbalis.*

Garçon de 7 ans présenté en septembre 1894 au
IV° congrès médical de Hambourg.

Sujet frêle, délicat, présentant divers autres
stigmates de dégénérescence : oreille de Morel,
anomalies de l'appareil visuel, etc.

Hypertrichose lombaire ; la plus grande longueur des poils atteint 17 centimètres. Spina bifida occulta. (Photographie).

27. Fürst. — *St-Petersburg med. Wochenschrift,*
XXI, n° 23. *Spina bifida mit hypertrichosis lumbalis.*

28. J. Rotgans. — Deux cas rapportés *in « genees-
kundige kring, te Amsterdam, vergadering von
22 avril 1845 » (Cité par Joachimsthal).*

29. Geyl. — Hypertrichose lombaire chez trois membres d'une même famille : grand-père, père, fils.
(Cité par Jæger).

30. Joegen. — *Dissert. Strassburg, 1890. Ein weiterer Beitrag zur Casuistik der spina bifida occulta mit localer Hypertrichosis.*

Homme, 18 ans.

Mère aliénée (mélancolie).

Hypertrichose lombaire de la naissance. Poils blonds mesurant de 6 à 10 centimètres de longueur.

Spina bifida occulta. (Photographie accompagne le mémoire.)

31. Hochr. — *Société de médecine de Nancy*, 25 janvier 1890, dans la *Revue Médicale de l'Est*, 15 mars 1890, p. 186. *Un cas de spina bifida.*

Femme de 45 ans, présentant au niveau de la région lombo-sacrée une zone de 15 centimètres de diamètre couverte de poils fins, longs de 10 centimètres.

Spina bifida latent (rachischisis partiel).

32. Kirmisson. — *Bulletin médical*, 1887, n° 53.

Homme de 20 ans, spina bifida latent révélé par divers troubles nerveux et trophiques.

Pas d'hypertrichose dorsale lombaire ou sacrée.

33. Sainton. — *Revue d'orthopédie*, II, 1891, p. 455. Note sur un cas de spina bifida occulta.

34. Shield. — *Transaction méd. soc. Lond.*, 1891-1892, XV, p. 407. *Case of spina bifida occulta necrosis of foot and talipes.*

35. POUNAYRAC. — *Etude sur les hypertrichoses.* Thèse de Bordeaux, 1892-1893, n° 40.

36. ECKER. — *Archiv für Anthropologie,* XII, p. 120.

37. MICHELSON. — *Ziemssens Handbuch der Hautkrankheiten. Virchow's Archiv für path. Anat., u. s. w., C, p. 74.*

38. W. WAXNER. — *Von der genetischen Beziehung der über Wirbesäule gelegencircumscripten Hypertrichose für Spina bifida occulta, Dissert. Berlin, 1892.*

39. BONYSTEDT. — *Virchow's Archiv für path. Anatomie, u. s. w., 1895, CLXI, p. 47. Beitrag zur Casuistik der Spina bifida occulta.*

40. F. REGNAULT. — *Médecine moderne,* 1895.

41. AUDOUIN. — *Revue d'Orthopédie* VII, 1896, p. 470.

42. DALZIEL. — *Thès Lancet,* 8 février 1896, p. 360 in C. R. de la « *Glascow med chir. Society* ».

43. FÉRÉ. — *La famille névropathique,* p. 272. Paris Alcan, 1894.

44. JACONSON. — *Revue d'Orthopédie,* VIII, 1897, p. 130.

45. BATTISTELLI. — *Il sistema pilifera nei normali e nei degenerati. Arch. di psichiatria,* 1901, I, p. 1. *Atti della soc. romana di anthropologia,* 1900, p. 161.

46. MAYET. — *Gazette des Hôpitaux,* 5 et 12 janvier 1901. *Les stigmates anatomiques de la dégénérescence.*

47. MAYET. — Nouvelle iconographie de la Salpê-
    trière, 1901.

48. DIEULAFÉ. — Un cas d'hypertrichose lombaire.
    Bibliographie anatomique, 1906.

49. WADA-GACIDO. — Über die Hypertrichosis sacro-
    lumbalis mit spina bifida occulta. Dissert. méd.
    Rostock, 1909.

50. DIEULAFÉ. — Développement du rachis. Malforma-
    tions : Spina bifida. Bibl. Anatomique, 1909,
    tome 18, fasc. 3.

51. TOURNEUX. — Précis d'Embryologie humaine, 2ᵉ
    édition, 1910.

52. DA COSTA-FERREIRA (Aurelio). — Evolution d'un
    spina bifida. Bulletin de la Soc. Portugaise des
    Sc. Naturelles, vol. 3, fasc. 1.

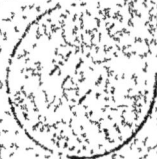

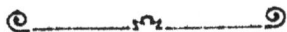

TOULOUSE

Ch. DIRION, Libraire-Éditeur

11, rue de Metz et rue des Marchands. 11

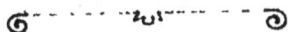

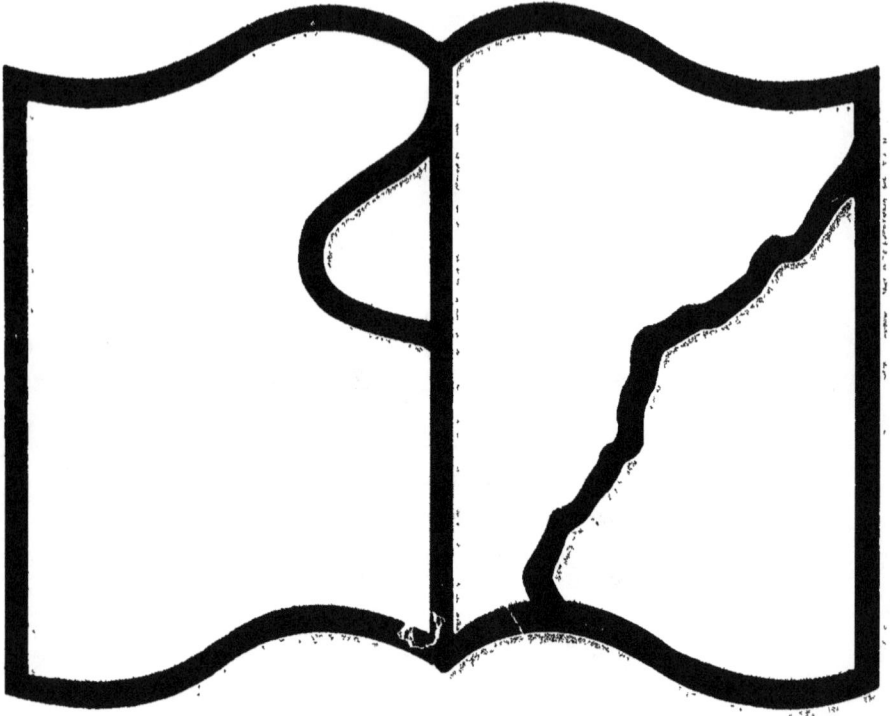

Texte détérioré — reliure défectueuse

NF Z 43-120-11

www.ingramcontent.com/pod-product-compliance
Lightning Source LLC
Chambersburg PA
CBHW070812210326
41520CB00011B/1924